TRAITÉ

DE

LA CONSTIPATION

TRAITÉ PRATIQUE

DE

LA CONSTIPATION

COMME CAUSE

DES

MALADIES REBELLES DES FEMMES

DES

AFFECTIONS CHRONIQUES, DE L'APOPLEXIE ET DE LA PARALYSIE

CHEZ

LES HOMMES SÉDENTAIRES ET LES VIEILLARDS

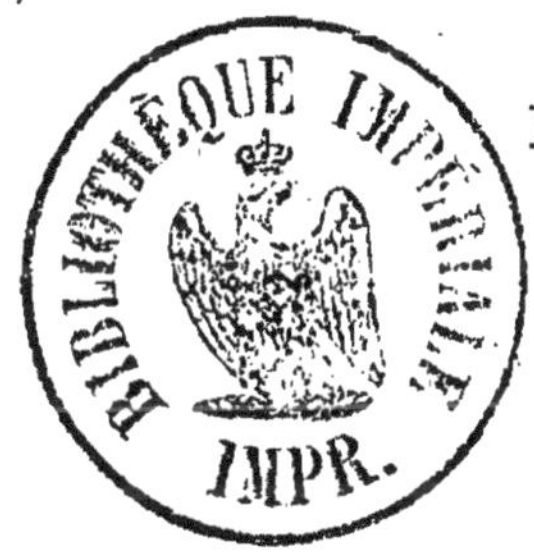

Par le docteur **POUPON**

DE LA FACULTÉ DE PARIS

PARIS

A LA LIBRAIRIE, 21, BOULEVARD MONTMARTRE, 21

CHEZ LES PRINCIPAUX LIBRAIRES

ET

CHEZ L'AUTEUR, 22, RUE SAINT-MARTIN

SQUARE DE LA TOUR SAINT-JACQUES

1869

PRÉFACE.

Une pratique médicale de plus de trente-cinq ans m'a appris l'influence pernicieuse de la constipation sur la santé des deux sexes. Je me hâte de dire que les femmes sont, en général, bien plus exposées que les hommes à ce genre d'indisposition, et les conséquences en sont aussi beaucoup plus graves, en raison de l'importante fonction de la propagation de l'espèce humaine.

J'ai voulu, au déclin de ma carrière, que l'expérience que j'ai acquise, par une pratique aussi longue que laborieuse, profitât à la société tout entière, par les services qu'elle peut rendre, surtout, à cette moitie si aimable de la race humaine, qui contribue puissamment au bonheur de la vie. Les grandes qualités des femmes sont les sources inépuisables de la félicité du foyer domestique ; aussi c'est avec un véritable chagrin que l'on voit de si nobles vertus s'annihiler successivement sous l'influence d'une cause d'autant plus désastreuse qu'elle cache ses ravages perfides sous l'apparence de la bénignité.

C'est pourtant ainsi que les charmes du corps et de l'esprit de ce sexe généreux, sensible et dévoué qui fait les délices de la société, amène les joies de la famille, disparaissent progressivement, emportés par la maladie qui triomphera dans un temps plus ou moins rapproché.

C'est aux familles que je m'adresse, afin qu'elles sachent, au début de la vie de leurs enfants, imprimer à la santé de ces derniers une direction qui assure la régularité des fonctions digestives et amène le développement normal de l'organisme tout entier, et partant le bien-être et le bonheur qui s'attachent aux constitutions robustes.

La santé, le plus précieux de tous les biens, est peut-être aussi le plus dédaigné de ceux qui ont le bonheur de la posséder. Les hommes surtout qui n'ont jamais souffert ne croient presque pas aux maladies ; ils se jouent des malheureux qui en sont affligés, ils les accusent de s'écouter, de ne pas savoir secouer le mal dont ils se plaignent. Ils se donnent en exemple comme ayant su vaincre tous les maux dont ils ont été menacés. Leur énergie les a débarrassés de toutes ces infirmités qui accablent les faibles : ces hommes ordinairement durs, railleurs, sans pitié pour les valétudinaires.

J'ai connu, en 1848, un monsieur d'une trentaine d'années qui, en sa qualité de président des colléges électoraux, déployait une activité sans pareille ; il portait la tête haute, il était spirituel et sardonique, il jouissait de tous les attributs de la plus brillante santé, il se plaisait à lancer des quolibets à tous ceux qui lui semblaient débiles ou maladifs. Il trouvait, à tout propos, l'occasion de déverser le ridicule sur son parent M. V., parce qu'il étudiait la médecine, science, disait-il, sans utilité.

Quelques années après, M. X... était absorbé par des occupations tout intellectuelles, qui le fatiguaient beaucoup ; il se plaignait d'être échauffé. Son jeune parent lui donna des conseils, qu'il ne demandait pas, et qu'il se garda bien de suivre. Une vie sédentaire avait succédé à la vie, si agitée, que notre homme avait menée pendant quelques années. Il souffrit bientôt d'une constipation opiniâtre ; il voulut résister à cette incommodité. Un beau matin on le trouva, en quelque sorte, ratatiné au fond de son lit ; il était muet et immobile. Il était paralysé : la constipation avait déterminé une congestion cérébrale, il y avait eu apoplexie, et comme conséquence paralysie de tout un côté du corps. Le traitement qui fut employé fit rendre au malade plus d'un kilogramme de matières accumulées dans l'intestin. La vie de ce malheureux put être sauvée, mais la paralysie a persisté; il mène depuis cette époque la plus déplorable existence. On le rencontre souvent dans le voisinage du Luxembourg, où il se traîne péniblement à l'aide d'une béquille. Un aspect général de profonde tristesse, d'abattement et d'anxiété règne sur toute sa personne; il présente le spectacle le plus navrant qu'il soit possible de voir. Quel avertissement pour les gens téméraires qui jouent ainsi avec la santé!

Si je puis, par ce petit travail à la portée de toutes les intelligences, contribuer à réduire le nombre incalculable des infirmités causées par la constipation, ce sera pour moi une bien douce récompense.

TRAITÉ

DE

LA CONSTIPATION

I.

Influence de la constipation d'une manière générale.

La constipation, à des degrés divers, est extrêmement fréquente dans les grandes villes. Elle existe quelquefois, chez certaines personnes, pendant un grand nombre d'années sans altérer sérieusement la santé, si l'on en juge par l'apparence des sujets qui en sont affectés ; mais elle n'en est pas moins, pour cela, un *stimulus morbide* dont les racines s'étendent insensiblement dans l'organisme et se montrent plus tard par des effets pathologiques d'autant plus difficiles à réparer que l'ancienneté de la cause a établi l'empire de l'habitude de la constipation, etc., etc.

Ainsi, tous les désordres possibles des viscères abdominaux, les affections du tube digestif, et en particulier la dyspepsie, cette perte de l'appétit qui démoralise les malades. Les engorgements du foie, de la rate, les lésions nombreuses de la matrice à des degrés divers, les métrorrhagies, les dépôts pelvi-utérins, les maladies de la vessie et de ses dépendances, les hémorrhoïdes, les fissures et les fistules à l'anus; que sais-je, peut-être, suivant l'opinion de médecins d'un grand mérite, le cancer du rectum, la plus cruelle de toutes les infirmités.

Il est difficile de comprendre comment il se fait qu'un si grand nombre de personnes laissent avec une indifférence absolue la constipation s'établir chez elles et devenir une habitude, sans penser qu'elles se créent ainsi une cause certaine de maladie. Le plus vulgaire bon sens n'indique-t-il pas que le résidu alimentaire de chaque jour, de chaque repas, doit être éliminé des organes, alors que, devenu étranger aux besoins de la digestion, il est refoulé dans la dernière portion de l'intestin, où il va, par la gêne qu'il occasionne, solliciter son expulsion? Sa présence importune avertit les individus que non-seulement il n'est plus utile, mais qu'il est une cause de trouble et de douleur.

L'incommodité que produit le retard dans la régularité de l'excrétion des matières stercorales, alors que l'intestin vierge a conservé son exquise sensibilité naturelle, n'est-elle donc pas un avertissement sérieux de la nécessité de l'accomplissement normal du dernier acte digestif, acte important que la nature a confié à la sollicitude éveillée des individus qui y sont si intéressés? La constipation, en outre des affections locales directes qu'elle occasionne pour ainsi dire par son contact avec les organes et l'excitation qu'elle y apporte, est une cause indirecte ou éloignée de beaucoup d'autres maladies, par le retentissement qu'elle produit sur les centres nerveux, en raison de l'action sympathique et synergique des organes entre eux ; ainsi les congestions cérébrales portées jusqu'à l'hémorrhagie, soit l'apoplexie, et, partant, l'hémiplégie ou la paralysie générale, la paraplégie, les divers troubles provenant d'une excitation cérébrale habituelle, l'irascibilité, l'hypocondrie, la manie, la démence, la *paralysie générale progressive*, l'idiotisme, la folie, etc.

La constipation est une plaie vive s'irradiant sur tous les ressorts de la vie physiologique et morale. Elle a une influence déplorable sur le caractère des individus, qui deviennent acariâtres, souvent insociables. Elle est, par suite, une source fréquente de perturbations dans les familles et dans les relations de la société.

Chaque âge et chaque sexe ont une prédisposition particulière à contracter certaines affections causées par la constipation, en raison des circonstances propres à chaque individualité. C'est ce que l'on verra aux chapitres : DES AGES ET DES SEXES.

II.

Causes de la constipation.

Les causes de la constipation sont nombreuses. Cette affection se manifeste dans la plupart des maladies aiguës, elle est un symptôme important dans la hernie étranglée et dans l'étranglement intestinal.

Elle existe toujours avec opiniâtreté dans les dégénérescences de l'intestin affecté de cancer, dans les rétrécissements intestinaux, dans les spasmes des sphincters de l'anus et dans la paralysie. Bien que dans ces cas elle soit la conséquence d'autres lésions, elle ne doit pas moins être vaincue, sous peine de la voir devenir cause d'une très-grande aggravation dans la maladie qui l'a produite.

Nous n'entendons pas faire, dans ce petit travail, l'historique fastidieux de toutes les maladies qui s'accompagnent de cette incommodité.

La constipation doit être considérée ici seulement comme *entité morbide,* et combattue à ce titre par les personnes qui en sont affligées. Ce qui n'exclut nullement le traitement rationnel qui est indispensable dans les diverses maladies qui l'amènent. Il est important de songer qu'elle devient une cause permanente capable d'entretenir beaucoup d'autres lésions qu'elle n'a pas déterminées et dont elle a été d'abord le simple effet.

Je me hâte de dire que la constipation la plus ordinaire, c'est-à-dire sans lésion organique, est infiniment commune, et que celle qui est le résultat d'autres affections est accidentelle.

La cause de la constipation simple la plus habituelle, c'est la négligence et l'irrégularité que l'on apporte à se soumettre à cette désagréable fonction, dont l'accomplissement rencontre d'ailleurs de fréquents obstacles. Beaucoup de personnes, les femmes surtout, se refusent à la satisfaction de ce besoin, par des motifs divers et en particulier par le sentiment de pudeur qui les distingue ; mais aussi par la répugnance bien naturelle que leur inspirent les locaux incommodes et dégoûtants affectés à cet usage. L'exiguïté de l'emplacement, l'ampleur de la toilette, la malpropreté et la mauvaise odeur des lieux, sont des causes puissantes de la paresse des femmes à cet endroit.

Il serait bien urgent que les règlements hygiéniques fussent, sous ce rapport, très-sévèrement exécutés.

Il est bien certain que les femmes ont beaucoup à souffrir de cet état de choses, qui devient pour elles une source de nombreuses maladies. Quelque indirecte qu'en soit la cause, l'intérêt que méritent les femmes impose à la société le devoir de remédier à un inconvénient qui a des conséquences aussi sérieuses.

Si ennuyeux que soit l'accomplissement de la fonction qui nous occupe, la raison doit en faire comprendre toute l'importance qu'on doit y attacher, puisqu'elle est la conséquence forcée de la digestion. L'idée seule de rester, en quelque sorte, identifié à un si détestable résidu devrait inspirer une véritable horreur de la constipation. Cependant, je dois le dire, ce sont les femmes qui devraient apporter le plus de soins à leurs personnes, qui, sous ce rapport, sont d'une indifférence et d'une insouciance inexprimables. De là, la perte d'une très-grande partie de leurs avantages physiques et moraux.

Le rejet excrémentitiel complet et régulier est la conséquence d'une bonne digestion et de la santé; par la même raison, le contraire est une cause de maladie. L'infraction à la loi naturelle de la défécation est toujours punie d'un châtiment prochain ou éloigné.

Sous l'influence d'une constipation habituelle, les femmes perdent la fraîcheur, les traits se tirent, les orbites se cavent et se couvrent d'un cercle livide, le teint devient terreux, la peau jaunâtre. Une altération de tout le système se manifeste par un amaigrissement général, ou quelquefois par la prédominance de la lymphe, qui donne aux individus une obésité désagréable qui détruit toutes les formes et que le vulgaire prend pour de l'embonpoint. Ce n'est cependant rien moins que cela.

Les amaigrissements qui ne laissent que le squelette, ou cette exubérance de chairs, ne valent pas mieux l'un que l'autre ; ils sont les signes incontestables d'une souffrance certaine des fonctions de l'organisme.

III.

De la constipation chez les femmes.

Les femmes sont, en général, beaucoup plus exposées à la constipation que les hommes, principalement dans les grandes villes. Les circonstances qui la déterminent sont aussi beaucoup plus nombreuses : la vie sédentaire, l'oisiveté, les grossesses, les hémorrhoïdes, qui résultent si souvent de ces dernières, ainsi que les engorgements et les déplacements utérins, l'affaiblissement général résultant des innombrables incommodités qui affligent ce noble et généreux sexe, les névralgies qui siégent sur les divers organes du bassin ou sur les muscles qui concourent à la défécation, etc., etc., sont autant de causes qui produisent la constipation rebelle chez les femmes.

L'une des plus importantes de toutes est celle que nous avons indiquée d'autre part : c'est-à-dire le mauvais établissement et la malpropreté des locaux affectés aux besoins des déjections. Il en est de même de l'injustice de la société et de l'indifférence de l'Administration à l'endroit des femmes. Ni l'une ni l'autre ne prennent la peine de penser que celles-ci, aussi bien que les hommes, ont des besoins journaliers ; que ces derniers trouvent par tous les moyens de se satisfaire, tandis que les femmes sont obligés de s'imposer de véritables souffrances pour résister sans cesse à l'accomplissement des lois naturelles. Déjà le sentiment de pudeur, si bienséant pour elles, leur impose une retenue souvent douloureuse et toujours pénible. Aussi résulte-t-il de ces diverses causes une résistance presque constante, qui diminue toujours et détruit souvent la sensibilité exquise des organes, qui alors se laissent distendre comme des corps inertes et deviennent ainsi le siége et la cause de nombreuses maladies.

La société, au lieu de seconder les femmes dans la conservation de leur santé et comme conséquence dans le développement de leurs grandes qualités, qui ajoutent tant à leurs charmes, la société, dis-je, leur impose la douleur, la maladie et souvent une langueur permanente qui ne finira que par la mort. N'est-il pas navrant de songer que nos mères, nos femmes et nos filles, qui nous sont plus chères que la vie, subissent en grande partie ces tortures, et que l'Administration, qui dispose de tant de capitaux, n'ait pas l'idée de créer des établissements où les femmes puissent entrer avec la décence qui appartient à leur sexe et y trouver une aisance convenable?

Dans les grandes villes, la plupart des maisons occupées par les classes peu aisées manquent totalement de lieux d'aisances que les femmes puissent fréquenter. Aussi ces malheureuses sont-elle[illegible]ig[illegible] de s'assujettir à mille inconvénients qui empêchent l'accomplissement des besoins les plus urgents. De là des privations, des souffrances, et, comme conséquence, l'anesthésie du rectum et de la vessie qui produira son influence pernicieuse.

L'intestin et la vessie conservent alors, sans réagir, une quantité de déjections qui les distend, allonge et affaiblit les fibres musculaires devenues indolentes. Dès lors, les résidus alimentaires ne sont que rarement et partiellement expulsés ; l'absorption des éléments les plus liquides et les plus assimilables continue néanmoins à se faire. Les matières deviennent d'une dureté presque égale à celle de la pierre. Elles constituent de véritables corps étrangers, qui irritent, tant par leur contact que par les réactions qu'elles provoquent, tous les viscères et principalement les intestins, l'estomac, le foie, la rate, la matrice et la vessie ; de là une cause puissante de nombreuses maladies, variées en raison des prédispositions individuelles.

Cependant il faut bien reconnaître que, même sans aucune prédisposition chez des femmes les mieux organisées, la constipation habituelle cause les plus grands désordres dans tout le système génital. Ainsi les engorgements utérins les plus graves et les plus rebelles, qui produisent les désordres dans les fonctions de l'organe, tels que l'irrégularité dans les mois, les métrorrhagies, les flux divers albuminiformes séreux, séro-purulent, etc., vulgairement appelés *fleurs blanches.* De là des troubles douloureux dans la vie physique et morale des femmes et souvent la stérilité. Ces maladies sont pour les dames de véritables calamités, elles altèrent rapidement leur beauté et emportent tous les charmes qui sont l'apanage de la santé.

Ainsi disparaissent les formes suaves du corps et avec elles le lustre, le velouté et l'élasticité palpitante de la peau. La perte, presque irréparable, de ces avantages est suivie d'un amaigrissement général, d'autant plus pénible qu'il contraste violemment avec les voluptueux contours qu'il remplace, par les saillies articulaires du squelette et les aspérités osseuses qui percent de toute part.

Une obésité incommode due à la même cause par la prédominance du système lymphatique laisse une certaine sécurité aux personnes qui en sont atteintes. Sécurité perfide résultant d'un embonpoint trompeur.

Les chairs molles, flasques, le teint mat laiteux, la faiblesse qui accompagne cet état dépourvu de vitalité sont des avertissements salutaires.

Une décrépitude prématurée survient ainsi à la fleur de la jeunesse, alors que les femmes sont à l'âge des rêves et des illusions, alors qu'elles doivent posséder tous les charmes et la puissance électro-magique qui causent les plus violentes passions, provoquent les plus grands actes de génie et de courage chez les hommes, qu'elles transforment en héros quand ils aspirent à leur plaire.

Telle est pourtant la situation organique du plus grand nombre des jeunes femmes des grandes villes, situation d'autant plus déplorable que la désorganisation physique entraîne la dégradation morale.

Il est facile de comprendre que, pour obtenir des fonctions parfaitement normales, il est nécessaire que les organes soient dans un état d'intégrité qui en permette l'action naturelle, complète et synergique. La souffrance d'un système tout entier, aussi important que celui de la génération, ne peut manquer d'exercer une fâcheuse influence sur le cerveau et, partant, sur tout le système nerveux. Ce fait physiologique n'est malheureusement que trop confirmé par les maladies des femmes, dont le caractère devient bizarre, irascible, violent, dur, intolérant.

Les malades déclarent elles-mêmes que, de douces et bienveillantes qu'elles étaient, elles sont devenues méchantes, insociables, injustes ; qu'elles tourmentent leurs maris, qu'elles manquent de patience, de douceur et de bienveillance pour leurs enfants, leurs serviteurs ; qu'enfin elles sont insupportables à elles-mêmes.

Cette irritabilité trouve un aliment permanent dans la perte des charmes, à laquelle les femmes sont beaucoup plus sensibles qu'à celle de la santé : elles s'aperçoivent chaque jour de nouvelles altérations physiques ; elles ne peuvent bientôt plus s'habiller qu'en se couvrant d'artifices ; les tournures de toute espèce, appliquées de tous les côtés, sont devenues indispensables. L'organisme, languissant, entraîne chaque jour un nouvel outrage à la beauté : ainsi la chute des dents, des cheveux, la décoloration de ces derniers, etc., etc.

Les cosmétiques les plus variés ne sont pas moins nécessaires. Véritables trompe-l'œil artistement employés, le blanc, le rouge et le noir, quelque nuisibles qu'ils soient, sont mis à contribution, malgré leur action délétère.

Les parfums sont indispensables pour masquer les détestables odeurs de la bouche, de l'haleine, du nez, causées par les mauvaises digestions, la carie des dents, etc., mais surtout par les émanations des téguments. Les matières qui séjournent dans l'intestin, restant soumises aux lois de l'absorption, ne tardent pas à communiquer une très-désagréable odeur à la peau et à l'haleine ; il faut donc, pour la masquer, avoir recours à tous les aromates possibles. Les parfums exercent, à leur tour, une influence nuisible sur la respiration ; c'est une cause nouvelle de désorganisation.

La santé donne à ceux qui la possèdent une odeur particulière à chaque individualité, et c'est cette odeur qui est le parfum recherché dans la personne aimée.

Les pauvres femmes ainsi atteintes d'une vieillesse anticipée deviennent insociables, surtout pour les autres femmes qui possèdent encore leurs avantages physiques. La vie des ménages et les relations de la société sont fréquemment troublées par des susceptibilités exagérées qui ne sont que des prétextes pour donner un libre cours à la mauvaise humeur et à des jalousies de toute nature.

Les grandes dames se plaignent assez généralement de ce que leur société est abandonnée au profit des grisettes ; mais qu'elles veuillent bien réfléchir que ces dernières, filles robustes du peuple, possèdent, alors qu'elles sont recherchées, tous les attributs de la jeunesse et de la santé, et, partant, tous les charmes physiques de leur sexe ; elles sont, il est vrai, dépourvues d'éducation ; mais l'amour a-t-il bien coutume de compter avec l'orthographe ?

IV.

Influence de la constipation chez les hommes.

La constipation est beaucoup moins fréquente chez les hommes que chez les femmes ; cependant, la vie sédentaire y prédispose d'une manière très-remarquable. Elle est facilement causée aussi par l'usage abusif des vins généreux, des liqueurs alcooliques, des aliments excitants. L'emploi des médicaments astringents ou narcotiques, ainsi que la vieillesse, exercent une égale influence dans les deux sexes. De même que chez les femmes, la constipation occasionne des désordres graves dans la santé des hommes. Toutes les altérations qui surviennent chez les femmes par l'effet de la constipation atteignent aussi les hommes, en tant qu'elles ne sont pas particulières au sexe. L'excitabilité, par exemple, est au moins aussi grande chez les hommes que chez les femmes. Ils deviennent irascibles, difficultueux dans les affaires qu'ils ont à traiter, ils sont presque toujours de mauvaise humeur. Ils ont peu d'appétit, ils doivent à cette circonstance d'être difficiles à table ; tout est mauvais, disent-ils sans cesse ; ils ont des flatuosités résultant d'une mauvaise digestion, des borborygmes ; ils se plaignent de douleurs lombaires, d'un sentiment de tension et de pesanteur du côté du siége. Ils sont sujets à de fréquents besoins d'aller à la garde-robe, qu'ils ne peuvent satisfaire ; ils souffrent presque constamment de la tête, pesante par un peu de congestion habituelle, souvent visible par la rougeur de la figure. Le travail intellectuel leur est pénible, ils ont facilement de la somnolence et des étourdissements. La constipation prédispose les hommes à tous les accidents cérébraux les plus graves, et notamment aux congestions graves, aux épanchements, par conséquence à l'apoplexie et à la paralysie. Elle est une cause puissante d'affaiblissement général qui provoque toutes les maladies asthéniques, les hémorrhoïdes, les catarrhes vésicaux, les redoutables engorgements de la prostate, les pertes viriles involontaires, par la compression qu'elle exerce sur les vésicules séminales, ét finalement l'impuissance.

La dyspepsie existe toujours à des degrés divers chez les constipés ; c'est bien à tort que ces derniers ont la funeste habitude de chercher l'appétit dans l'usage de l'absinthe, du vermout ou autres drogues semblables, toutes plus ou moins contraires à la santé. L'appétit n'existe qu'alors qu'il est naturel ou provoqué par l'exercice. Les sensations que l'on obtient par les liqueurs excitantes ne sont pas de l'appétit ; les aliments que l'on prend ensuite pour les apaiser sont en général plus nuisibles qu'ils ne sont utiles. Je ne saurais trop engager les hommes sujets à la constipation à renoncer à ces habitudes, mauvaises pour tout le monde.

V.

Influence de la constipation chez les enfants.

La constipation chez les enfants en bas âge n'est pas rare dans les grandes villes ; elle nécessite une attention d'autant plus sérieuse que, si cet état échappe à la sollicitude des mères ou des nourrices, il peut en résulter une accumulation de matières dans l'intestin, dont ils souffrent considérablement, et qui peut devenir la cause de maladies graves, de congestions cérébrales et de convulsions. Ces pauvres petits enfants, qui ne peuvent indiquer ce qui les tourmente, s'agitent, pleurent, jettent des cris jour et nuit sans que rien puisse les consoler. Le ventre peut être ballonné et sensible à la pression, la percussion légère à l'aide des doigts donne de la sonorité produite par la présence des gaz qui distendent les intestins. Mais ces symptômes sont loin d'être constants. La constipation opiniâtre cause presque toujours des accidents convulsifs, elle peut amener des péritonites et la mort.

Je ne saurais trop insister pour attirer la surveillance des mères sur l'accomplissement des fonctions intestinales de leurs enfants et sur l'importance qu'elles doivent attacher à obtenir une régularité complète de l'acte important de la digestion.

C'est dès l'âge le plus tendre qu'il faut s'appliquer à établir des évacuations journalières, une régularité entière, afin que l'empire irrésistible d'une habitude ancienne empêche les enfants de résister à leurs besoins, alors que, placés dans les pensions, ils échappent à la sollicitude maternelle.

Il faut se garder d'oublier que la force des enfants dépend de l'activité normale de la digestion ; que tout ce qui peut altérer la plénitude de cette dernière est une atteinte portée au développement, à la puissance physique et morale qu'ils doivent acquérir par une santé parfaite. Que le contraire, c'est-à-dire les digestions lentes et pénibles, ainsi que le défaut d'appétit, est toujours chez les enfants un fait inquiétant. J'ai constamment observé ; depuis un temps immémorial, que les jeunes sujets qui ne mangent pas avec plaisir et dont l'appétit n'est pas toujours disposé sont plus exposé que d'autres à des maladies graves et qu'ils y succombent aussi beaucoup plus souvent. Pour moi, un enfant dyspepsique, alors qu'il est affecté du croup ou d'angine gangréneuse, est un enfant perdu.

Les familles ne doivent reculer devant aucun sacrifice pour assurer à leurs enfants un appétit régulier par l'exercice au grand air, l'habitation de la campagne, les bains de mer, les promenades journalières sur le littoral, etc., etc.

J'ai combattu la dyspepsie des enfants par l'emploi du faradisme. J'ai constamment obtenu des succès merveilleux, lorsqu'elle n'était pas due à une lésion organique.

VI.

TRAITEMENT.

L'expulsion du résidu alimentaire dépend beaucoup de la volonté des individus, alors que le système auquel appartient cette fonction possède toute sa puissance naturelle, sans en avoir rien perdu par un affaiblissement regrettable provenant de l'habitude de résister au besoin. Il suffit presque de le vouloir pour obtenir la contraction de l'intestin rectum et des muscles qui concourent ensemble à l'acte important de la défécation.

Mais, si ce que je viens de dire est vrai dans l'état normal et pour les personnes qui n'ont pas subi une constipation très-ancienne, l'empire de la volonté a singulièrement diminué sa puissance pour celles qui, au mépris des lois naturelles, se sont accoutumées à résister à leurs besoins. En voici les raisons : l'accumulation des matières excrémentitielles dans leur réservoir le distend outre mesure ; les fibres musculaires allongées en segment de cercle, amincies, perdent leur élasticité et leur tonicité ; de là une impuissance presque absolue à se contracter, impuissance d'autant plus grande qu'il faut dans ce cas à l'intestin une force surnaturelle pour expulser les fécès qui ont acquis par une stagnation prolongée une dureté et une ténacité considérables. Par suite une résistance supérieure à la puissance musculaire, qui domine les efforts de la volonté.

La volonté est encore impuissante dans d'autres circonstances; il n'est pas rare que le passage des matières, devenues pierreuses, lorsqu'elles sont expulsées par de grands efforts produisent des éraillures de l'intestin qui constituent la fissure à l'anus; ces plaies, dont les bords deviennent durs et calleux, causent des douleurs atroces que le vouloir le plus énergique ne peut pas toujours vaincre. Les patients y sont d'autant moins encouragés qu'ils savent qu'ils auront à souffrir pendant plusieurs heures après l'évacuation des matières. Les femmes qui sont affectées de cette infirmité disent qu'elles préféreraient accoucher chaque fois qu'elles sont obligées d'aller à la garde-robe.

Les engorgements de la matrice qui pèsent sur l'intestin, les déplacements de l'utérus, les tumeurs hémorrhoïdales et autres sont aussi des obstacles que la volonté ne peut pas toujours surmonter. L'on comprend que dans ces diverses circonstances la constipation n'étant qu'un effet, elle ne sera vaincue radicalement que par la destruction de la cause.

L'habitude vient ici seconder merveilleusement la voix de la nature, il faut la créer; elle deviendra une puissance irrésistible à la satisfaction du besoin de la défécation. Pour cela, on commencera tout traitement curatif par des tentatives régulières, qui seront faites tous les jours exactement à la même heure. On aura le plus grand soin de choisir l'instant de la journée qui laissera le plus sûrement la liberté de se livrer avec tranquillité à tous les efforts possibles, et de les seconder par les divers moyens qui seront nécessaires. Toutes les fois que l'on ne sera pas parvenu à débarrasser entièrement l'intestin, on prendra un lavement frais, qui sera rendu aussitôt, sauf à le renouveler plusieurs fois, si cela est nécessaire.

Dans les cas malheureusement fréquents où l'intestin aurait perdu trop de sa vitalité, il faudrait recourir à des agents toniques et excitants. J'emploie journellement le faradisme avec un grand succès. Ce moyen, parfaitement innocent, ne doit pourtant être employé qu'après l'insuccès des autres agents thérapeutiques, parce qu'il a l'inconvénient d'ennuyer les malades.

Il est de la plus grande urgence, avant de commencer un traitement, de bien se rendre compte de la cause de la constipation à combattre. On comprendra que la médication qui ne serait dirigé que contre l'effet serait insuffisante en présence d'un *stimulus* persistant.

Il n'est pas moins nécessaire de bien étudier les idiosyncrasies des malades, ces prédispositions exceptionnelles dont il résulte des susceptibités particulières qu'il est urgent de connaître pour diriger le traitement avec l'intelligence que réclame la cure difficile de la constipation.

Il y a des individus qui, sous l'influence de la moindre cause, d'un verre d'eau fraîche, par exemple, prise le matin à jeun, ou d'une tasse de café au lait, vont très-bien à la garde-robe; il en est d'autres qui éprouvent les mêmes effets avec la bière. Dans ces cas-là, il serait insensé d'employer des médicaments. Il y a des personnes qui obtiennent des selles assez faciles par l'application de compresses d'eau froide sur le ventre. Il est certain que, dans ces cas, les douches froides latérales, dirigées sur les hypochondres, auraient un succès infaillible.

Les douches ascendantes produisent toujours un effet assuré et immédiat; il est bien regrettable que ce moyen ne soit pas à la disposition de tout le monde, tant par la difficulté de se le procurer que par la dépense qu'il occasionne. Il faut pourtant se tenir en garde contre un fait que produisent quelquefois ces douches. L'introduction de la canule pénètre entre les parois intestinales et le bol stercoral insoluble. Le courant d'eau ne parvient pas à désagréger les matières accumulées, il ressort, entraînant avec lui quelques débris de fécès détachées de la masse, et alors les malades affirment que leur intestin n'est plus embarrassé puisque les douches n'amènent aucune déjection. Il faut, dans ces cas, avoir recours à l'extraction directe des matières.

Un cas analogue se produit encore dans une autre circonstance; il trompe d'autant mieux les malades qu'il est acompagné d'un signe tout à fait contraire à la constipation, c'est-à-dire d'un véritable dévoiement. Voici ce qui arrive dans cette circonstance : les matières entassées distendent et par là irritent l'intestin tant par leur contact que par le mouvement péristaltique qu'elles provoquent et qui s'exagère en raison de la résistance que lui oppose l'expulsion des matières. Ces causes diverses amènent une sécrétion morbide de l'intestin qui produit une évacuation séreuse, laquelle se fraye un passage entre les parois intestinales et la tumeur stercorale. C'est ainsi que la constipation provoque certains dévoiements, dont la guérison ne peut être obtenue que par les moyens qui débarrassent complétement l'intestin des excréments endurcis qu'il renferme. Il ne faut donc pas oublier que la diarrhée peut être un effet actuel et un symptôme de la constipation ; que le traitement qui convient à cette dernière est le seul dont on puisse espérer la guérison.

Le régime alimentaire exerce une très-grande influence sur les fonctions intestinales.

Il est nécessaire d'associer le régime végétal à l'usage de la viande, celui des fruits crus ou cuits dans des proportions qui soient en rapport avec les besoins, en prenant garde de ne pas tomber dans l'excès contraire. L'exercice à pied, en voiture ou à cheval est d'une très-grande utilité. L'usage du beurre frais et du miel rend de véritables services aux constipés.

Dans les cas où les divers moyens qui viennent d'être indiqués ne seraient pas suivis d'un succès satisfaisant, il faudrait avoir recours aux minoratifs, aux laxatifs doux, aux purgatifs salins et mêmes aux drastiques, pour arriver d'abord à vider complétement l'intestin et le mettre, par ce moyen, à même de remplir ses fonctions naturelles par sa seule puissance physiologique.

Il va sans dire que l'on aura le plus grand soin de choisir les divers agents que nous conseillons et de les varier en raison des dispositions individuelles et en tenant compte des divers tempéraments, soit en associant les médicaments entre eux, soit en tempérant leur action par des correctifs ou en les modifiant par des adjuvants qui ne sont point directement purgatifs.

Ainsi : l'extrait de belladone associé à la podophyllène.

On prépare des pilules composées de la manière suivante, et dont on prend une seule le matin à jeun :

Extrait alcoolique de belladone.....	10 centigrammes.
Poudre de feuilles de belladone	10 —
Conserve de roses................	Q. S.

Divisez en dix pilules.

On emploie aussi avec beaucoup de succès des pilules préparées avec :

Podophyllène......................	10 centirgammes.
Extrait aqueux de belladone.......	10 —
Conserve de cynorrhodon.........	Q. S.

Divisez en dix pilules. — Une pilule le matin à jeun.

Il ne faut pas oublier que ces divers remèdes doivent être employés avec la plus grande prudence.

C'est, du reste, au médecin seul qu'il appartient de diriger convenablement le malade dans l'usage des moyens curatifs qui conviennent à chaque personne.

Les suppositoires de beurre de cacao, de savon, de miel durci par la chaleur, employés régulièrement aux mêmes heures, comme les lavements frais, rendent les mêmes services que ces derniers. L'emploi en est plus facile que les remèdes froids pour les hommes occupés, et en particulier pour les voyageurs.

25607 Paris. — Typographie de Renou et Maulde, rue de Rivoli, 144.

www.ingramcontent.com/pod-product-compliance
Ingram Content Group UK Ltd.
Pitfield, Milton Keynes, MK11 3LW, UK
UKHW021206230726
13926UKWH00001B/344

9 782014 076356